U0122095

中医传统养生功法

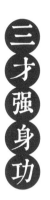

三才强身功

◎主 编 丁松屹 严 振

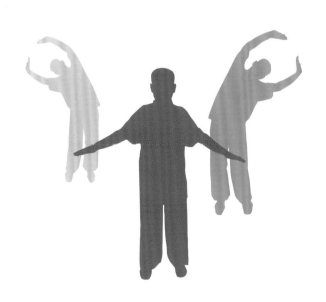

四川科学技术出版社

图书在版编目（CIP）数据

中医传统养生功法：三才强身功 / 丁松屹主编. --成都：
四川科学技术出版社, 2023.4
　ISBN 978-7-5727-0939-5

Ⅰ.①中… Ⅱ.①丁… Ⅲ.①气功－养生(中医)
Ⅳ.①R214

中国国家版本馆CIP数据核字(2023)第056923号

ZHONGYI CHUANTONG YANGSHENG GONGFA
——SAN CAI QIANGSHENGONG

中医传统养生功法——三才强身功

主　　编　丁松屹　严　振

出 品 人　程佳月
责任编辑　罗小燕
封面设计　李　庆
责任出版　欧晓春
出版发行　四川科学技术出版社
　　　　　成都市锦江区三色路238号　邮政编码 610023
　　　　　官方微博 http://weibo.com/sckjcbs
　　　　　官方微信公众号 sckjcbs
　　　　　传真 028-86361756
成品尺寸　156 mm×236 mm
印　　张　6.5
字　　数　130 千字
印　　刷　成都新凯江印刷有限公司
版　　次　2023年6月第 1 版
印　　次　2023年6月第 1 次印刷
定　　价　68.00元

ISBN 978-7-5727-0939-5

邮　　购：成都市锦江区三色路238号新华之星A座25层　邮政编码：610023
电　　话：028-86361770

本书编委会名单

主　审　王　超　四川省中西医结合医院

　　　　　罗才贵　成都中医药大学附属医院（四川省中医院）

主　编　丁松屹　四川省中西医结合医院

　　　　　严　振　上海中医药大学附属岳阳中西医结合医院

副主编　毛　林　四川省中西医结合医院

　　　　　朱清广　上海中医药大学附属岳阳中西医结合医院

　　　　　黄祖波　四川省中西医结合医院

秘　书　李卉娟　四川省中西医结合医院

编委名单（排名不分先后）

　　　　　四川省中西医结合医院

　　　　　冯红梅　李宛儒　肖雪玲　张　达

　　　　　周　浩　徐黎青　曹泽慧　盛晓黎

　　　　　上海中医药大学附属岳阳中西医结合医院

　　　　　艾买提　陈　浩　张　昊　康知然

　　　　　成都市新津区中医医院

　　　　　王廷秋　鲁　燕　潘艳云

序言

世界卫生组织（WHO）的一项研究调查发现，真正健康的人约占全世界人口的5%，疾病患者约占全世界人口的20%，而处于亚健康的人比例最高，约占全世界人口的75%。2006年，中华中医药学会出版的《亚健康中医临床指南》指出亚健康是指人体处于健康和疾病之间的一种状态。亚健康被定义为介于健康与疾病之间的一种生理功能处于低下的状态，又称次健康、第三状态。处于亚健康状态者，不能达到健康的标准，表现为一定时间内的活力降低、功能和适应能力减退的症状，但不符合现代医学有关疾病的临床或亚临床诊断标准。其最典型的特征就是疲劳。

亚健康主要有以下三种表现形式：躯体性亚健康状态、心理性亚健康状态、社会性亚健康状态。其中躯体性亚健康状态是最容易被具体感知的，其主要表现为疲乏无力、精神萎靡不振、适应能力和工作能力及效率显著降低、免疫力低下等。研究发现，亚健康状态是不断变化的，若及时并适时采取积极健康向上的生活、工作和思维方式，亚健康状态就可以向着健康方向转化。如果长期对亚健康状态置之不理，不予积极应对和防护，那么亚健康状态就会向疾病转化，从而可能导致严重的后果。

2017年10月18日，党的十九大报告中指出，人民健康是民族昌盛和国家富强的重要标志，要完善国民健康政策，为人民群众提供全方位、全周期健康服务。坚持预防为主，深入开展爱国卫生运动，倡导健康文明生活方式，预防控制重大疾病。

因此我们应将疾病防治重心前移，以预防为主，将促进健康和防治疾病相结合，关注亚健康人群，构建全方位、全周期的预防保健机制，贯彻落实"健康中国战略"。

亚健康状态不同于疾病，目前国内外均没有统一且明确的评判标准，同时由于人群庞大，所以传统的诊疗和干预模式，尤其是现代医学的诊疗模式是无法满足亚健康人群的实际需求的。而传统中医药"不问其病、以平为期"

的务实思维优势和极其丰富的干预手段为亚健康人群的有效调控提供了可能，特别是以传统健身养生功为代表的主动式非药物干预方法成了发挥传统文化优势、探寻中国特色全民养生防病的重要选项。

几千年来，以传统健身养生功和运动食疗等方法为代表的中医药养生保健手段深受广大人民群众喜爱和信赖，不仅安全有效，而且经济实惠，十分适合我国社会主义初级阶段的国情和民情。这些需要群众主动参与的养生保健方法在防病治病的同时，可以发挥主观能动性，引导广大人民养成良好的生活习惯，纠正不良的生活方式，从根本上减少和缓解绝大多数慢性病的发生，提高身心健康质量，更能减轻经济负担，促进社会和谐发展，这完全符合世界卫生组织提出的"建设良好健康的生活方式"的疾病预防理念。

我们欣喜地看到，在易筋经、八段锦、五禽戏、太极拳等传统健身养生功传承发扬的基础上，年轻一代的中医人努力吸收现代运动康复理论和最新研究成果，开拓创新。以四川省中西医结合医院丁松屹副主任中医师和上海中医药大学附属岳阳中西医结合医院严振主任中医师为主要成员的研究团队，扎根亚健康和中医推拿临床十余载，在切实提高临床疗效的基础上，以马王堆导引术、易筋经、八段锦、六字诀为蓝本，结合现代脊柱生物力学和运动康复研究成果，创编了以脊柱运动为核心，专门适用于亚健康态疲劳、慢性疲劳综合征以及各种重大、慢性疾病导致的疲劳状态人群的三才强身功，并开展了扎实严谨的临床实践和研讨修订，切实保证了该套功法的简便易学、安全高效，具有良好的学术价值和社会效益，未来发展和推广前景广阔。

未来医学是以健康为核心、以预防为主、主动干预的医学模式，如何充分调动广大人民群众的主观能动性，积极主动地参与养生保健的全民健康行动，保障"健康中国战略"目标的顺利实现，是摆在广大中国医务工作者面前的重要课题，而中医传统功法的现代创新无疑是一条康庄大道！

上海中医药大学推拿教授、
主任医师、博士研究生导师

2021 年 10 月

前言

WHO 将"健康"定义为：健康不仅是没有疾病或不虚弱，而是身体、心理的和社会的完美状态。而与之相对应的所谓的"亚健康状态"是指机体经系统检查未发现疾病，却呈现出活力降低以及各种反应能力和适应能力不同程度地减退的状态，是介于健康与疾病之间的一种生理、心理、社会功能降低的状态。WHO 关于亚健康的流行病学研究表明：全世界处于真正健康状态（第一状态）的人仅有 5%，处于各种疾病状态（第二状态）的人也只有 20%，剩下的 75% 的人群处于第三状态，即亚健康状态。

中医认为健康是指机体内部的阴阳平衡以及机体与外界环境（包括自然环境和社会环境）的阴阳平衡。如果阴阳出现偏盛、偏衰并超过了一定限度，便是疾病状态；而如果阴阳气血只有轻度的偏盛、偏衰，便是亚健康状态。

这是目前中医界比较公认的对亚健康的理解。

亚健康状态有诸多临床表现，但最主要和最常见的表现就是疲劳。以慢性疲劳为主要症状的亚健康问题是 21 世纪威胁人类健康的重大问题。疲劳在中医古籍中常被描述为"懈怠""懈惰""四肢劳倦""四肢不举"及"四肢不欲动"等；在现代中医临床中常用"周身乏力""四肢倦怠""神疲乏力"等描述。中医认为产生疲劳的病因病机主要包含气血不足、活动过度、肝脾亏虚、思虑过度四个方面。其中，气血不足是造成疲劳的主要原因。

目前关于亚健康态的研究存在三个重要问题：第一，对导致亚健康状态的确切原因没有达成共识。关于亚健康状态中的慢性疲劳综合征的成因有多种说法：有人认为是病毒感染，有人认为与免疫系统失调有关。目前至少有 9 种 DNA 或 RNA 病毒被认为与其有关，但都没有能证实是致病因子。第二，诊断标准未统一。关于亚健康状态，尤其是慢性疲劳综合征的诊断，美国和澳大利亚于 1988 年，英国于 1991 年，日本于 1993 年相继制定出了本国的诊断标准。但各国在诊断标准上都有一定的区别，特别是关于疲劳程度的诊断，存在重大分歧。如美国诊断标准认为只要日常活动减少一半以上即可确诊属于疲劳，而英国和澳大利亚的诊断标准则强调疲劳必须很严重。第三，治疗上缺乏针对性。亚健康状态严重影响患者的生活质量。由于导致亚健康的原因一直未彻底明确，在确定治疗方法上缺乏针对性。现代医学的疾病诊疗体系面对亚健康状态，只能简单对症治疗，如小剂量药物改善睡眠、增强免疫系统功能、抗疲劳和抗抑郁治疗等支持疗法。

与现代医学面对亚健康态疲劳缺乏针对性评估和干预手段的尴尬境况比起来，传统中医药的治未病理念和技术具有不可比拟的巨大先天优势，尤其是在干预手段方面，传统中医学方法众多，特别是以针灸、推拿、导引、功法为代表的非药物疗法优势明显，疗效确切。对于亚健康态人群而言，疗效确切、费用低廉、安全便捷是衡量一种干预方法是否能够被广泛接受的重要标准。

中医传统养生功法通过养气营血以充盈经络，养形全神以调和经络，动静结合以疏通经络，三者互相促进，达到调节脏腑、平衡气血、身心通调的效果，自古以来就在疾病防治中发挥着积极作用。此外，养生功法全凭自身锻炼，不需要花费额外费用，能充分调动人们的主观能动性，安全便捷，疗效确切，完全符合亚健康人群长期持续使用的需求。

但是传统功法往往存在动作烦琐、口诀晦涩等问题，需要经过较长时间的专业指导和练习才能入门，对功法的推广和普及造成了诸多障碍。我们经过十余年的临床研究和观察，创制了针对亚健康态疲劳、慢性疲劳综合征和各种重大、慢性疾病导致的疲劳状态的健身功法，取义"天""地""人"三才和合共生，命名为"三才强身功"。该套功法以马王堆导引术、易筋经、八段锦等传统功法为基础，结合现代康复和生物力学指导及中医经筋理论、筋骨平衡理论的相关研究成果而创编。全套功法核心动作只有三个，简便易学、短小精干、安全舒适，通过肢体动作、呼吸吐纳和意念调节的高度结合，"形""气""神"三位一体，通过功法练习可使练习者筋骨舒展、气息调畅、精神舒泰，最终实现强身健体、益寿延年的目标，尤其适合慢性疲劳性疾病人群和亚健康态人群。

丁松屹　严　振

2021 年 10 月

目录

第一章

功法源流

"导引，谓摇筋骨，动肢节。"

—— 唐·王冰

　　三才强身功系由四川省中西医结合医院联合上海中医药大学岳阳中西医结合医院推拿科、推拿研究所多位专家共同创编的一套针对亚健康态疲劳、慢性疲劳综合征和各种重大、慢性疾病导致的疲劳状态的健身功法。其取义"天""地""人"三才和合共生，"形""气""神"三位一体，通过功法习练实现舒筋、行气、颐神的目的，最终实现强身健体、益寿延年的目标。

该套功法取材于马王堆导引术、易筋经、八段锦、六字诀，结合现代脊柱生物力学和运动康复技术，针对颈肩酸痛、腰背僵硬、胸闷疲乏、一身困重等不适症状，全套功法核心动作只有三个，简便易学、短小精悍、安全舒适，通过肢体动作、呼吸吐纳和意念调节的高度结合，使练习者筋骨舒展、气息调畅、精神舒泰，尤其适合慢性疲劳性疾病人群和亚健康态人群练习。

马王堆导引术源于湖南长沙马王堆汉墓出土的《导引图》，是我国有记载的历史最悠久的健身方法。在该《导引图》出土以后，周恩来总理在病危之际曾亲自指示一定要做好挖掘整理工作，造福人类。上海体育学院武术博士研究生导师邱丕相教授经过多年悉心研究，终于把它归纳成三大系列三十二个动作，并从中选取十七个动作，创编完成了健身气功马王堆导引术。该功法的编创以整体观为指导，通过疏通经络、调和气血、平秘阴阳达到强身健体的目的。该功法原理符合健身气功的传统理论，动作设计围绕肢体进行开合提落、旋转屈伸、押筋拔骨，符合体育运动的规律。整套功法柔和缓慢，动作舒展大方、富于变化，多旋转、屈伸的练习，可以为练习者营造出惬意的练功意境。在练习功法时要求呼吸自然顺畅，以形导气，意引气行，通过四肢、躯干的旋转、屈伸达到牵拉、刺激脏腑的作用，是一套古朴优美、内外兼修的功法，集修身、养性、娱乐、观赏于一体。其动作优美、衔接流畅、简单易学、安全可靠，适合于不同人群练习，具有祛病强身、延年益寿的功效。

《易筋经》是一部介绍强身健体导引法的专著，晚至清道光年间始有刻本。相传为中国禅宗始祖菩提达摩在嵩山少林寺留下的两本经书之一。但清代凌延堪在《校礼堂文集·与程丽仲书》中认为《易筋经》是明代天台紫凝道人假托达摩之名所作。目前考证出现最早的《易筋经》版本是道光年间的来章氏《少林易筋经》，其中有紫凝道人的《易筋经义》跋语，称此书传于绍黄两家，并历数禅家、宗门、金丹、清净、泥水诸术语，显系明人手笔。《易筋经》中多是导引、按摩、吐纳等中国传统的养生功夫。

《易筋经》的"易"是变通、改换、脱换之意；"筋"指筋骨、筋膜；"经"则带有指南、法典之意。《易筋经》中所述功法就是改变筋骨，通过修炼丹田真气打通全身经络的内功方法。按原来的功法要求，须先练半年左右内功，达到内壮后，运气时不需练习任何排打功即可自然产生开砖劈石的内功威力，如配合《易筋经》中的搏击术同时练习可达到很好的效果。由于整个练功过程需师傅指点传承，而过去的武术家过于保守，功法之精要从不外传，有机缘按原法修炼者不多。近代流传的《易筋经》多只取导引内容，且与原著功法多有不同，派生出多种样式。易筋经包括内经和外经两种功法，各有十二势。易筋经内经采用站式，以一定的姿势，借呼吸诱导，逐步加强筋脉和脏腑的功能。大多数采取静止性用力。呼吸以舒适自然为宜，通过活动筋骨从而强身健体、祛病延年的方法强调宁心静神、功禅合一，全程配合呼吸吐纳，实为内功调息之流派，是少林内功重视气息的重要体现。

八段锦起源于北宋，至今已有800多年的历史，相传是由岳飞所创制，为传统医学中导引按跷中绚丽多彩之瑰宝。八段锦之名最早出现在北宋洪迈所著《夷坚志》中："政和七年，李似矩为起居郎……尝以夜半时起坐，嘘吸按摩，行所谓八段锦者。"说明八段锦在北宋已流传于世，并有坐势和立势之分。八段锦被分为南北两派。行功时动作柔和，多采用站式动作的被称为南派，伪托梁世昌所传；动作多马步，以刚为主的，被称为北派，附会为岳飞所传。从文献和动作上考察，不论是南派还是北派都同出一源。其中附会的传人无文字可考证。八段锦究竟为何人、何时所创尚无定论。但从湖南长沙马王堆三号墓出土的《导引图》可以看到，至少有 4 幅图势与八段锦图势中的"调理脾胃须单举""双手攀足固肾腰""左右开弓似射雕""背后七颠百病消"相似。

八段锦的"锦"字，是由"金""帛"组成，以表示其精美华贵；除此之外，"锦"字还可理解为单个导引术式的汇集，形容功法动作舒展、优美，如锦缎般优美、柔顺，又因为功法共为八段，每段一个动作，每个动作或调一脏，或调一腑，故名为"八段锦"。八段锦功法整套动作柔和连绵，滑利流畅，松紧适宜，动静相兼；配合呼吸调节，可令气机调和、骨正筋柔。三才强身功取其拔伸、延展之意，外松筋骨、内调脏腑，充分调动一身气血，有效缓解机体疲劳状态。

六字诀，即六字诀养生法，是我国古代流传下来的一种养生方法，为吐纳法。《吕氏春秋》中就有关于用导引呼吸治病的论述。《庄子·刻意》篇中说："吹呴呼吸，吐故纳新，熊经鸟伸，为寿而已矣。"它的最大特点是通过呼吸导引，强化人体内部的组织机能，充分诱发和调动脏腑的潜在能力来抵抗疾病的侵袭，防止随着年龄的增长而出现的过早衰老。

它是通过嘘（xū）、呵（hē）、呼（hū）、呬（xì）、吹（chuī）、嘻（xī）六个字的不同发音口型，唇齿喉舌的用力不同，以牵动不同的脏腑经络气血的运行。明代《正统道藏洞神部》引用了太上老君养生法，对六字对应的脏腑做了具体说明：嘘字，嘘主肝，肝连目，论云肝火盛则目赤，有疾作嘘吐纳治之。呵字，呵主心，心连舌，心热舌干，有疾作呵吐纳治之。呼字，呼主脾，脾连唇，脾火热即唇焦，有疾作呼吐纳治之。呬字，呬主肺，肺连五脏，受风即鼻塞，有疾作呬吐纳治之。吹字，吹主肾，治肾气，有疾作吹吐纳治之。嘻字，嘻主三焦，有疾作嘻吐纳治之。2003年，中国国家体育总局把重新编排后的六字诀等健身法作为健身气功的内容向全国推广。

现代脊柱生物力学研究发现，脊柱作为人体中轴，不仅起到支撑躯体，协调运动的功能，其中容纳脊髓，通过脊髓发散出的神经系统支配肢体和内脏的感觉运动，尤其是胸段脊柱的功能状态对于内脏功能影响重大。现代运动康复研究发现，一定范围内的力学刺激可导致细胞活动方式改变，增加细胞营养和代谢转运，主动运动锻炼对于激活和调节肢体功能，刺激机体代谢的效率优于被动康复运动，因此针对特定人群开发的功法和训练具有十分积极的现实意义。

综上所述，三才强身功是在吸收了马王堆导引术、易筋经、八段锦等传统功法优点的基础上，结合现代康复和生物力学指导及中医经筋理论、筋骨平衡理论的相关研究成果，经过长期临床实践磨合而创制的一套具有很强的针对性和实用性的现代功法，是亚健康态疲劳、慢性疲劳综合征以及各种重大、慢性疾病导致的疲劳状态人群自我锻炼的上好选择。

一、三才强身功概述

亚健康人群的典型临床表现为吃不香、睡不好、倦怠疲乏、一身酸痛，最主要和最常见的表现就是倦怠疲乏。以慢性疲劳为主要症状的亚健康问题是 21 世纪威胁人类健康的重大问题。疲劳在中医古籍中常被描述为"懈怠""懈惰""四肢劳倦""四肢不举"及"四肢不欲动"等，其发病机制可总结为"虚实夹杂"。"虚"主要体现在气血精微的亏耗，导致筋骨、脏腑、神志失养，尤以后天气血生化和运行障碍为主；"实"主要体现在气血瘀滞不通，尤以气郁为主。百病生于气，气机不畅而发生气郁，气为血帅，主行血、摄血，气机不畅，则行血、摄血功能异常，可导致血瘀和出血，日积月累，百病丛生。而中医传统功法易筋经、八段锦、太极拳等讲究寓气于形，以意调息，以意导气，形气相合，就是通过肢体动作与气息的配合，使机体内外沟通，天人融合，从而达到形舒、气顺、精满、神旺的功效，实现"天人合一、道法自然"的至高境界。现代研究表明，适度的有氧锻炼可增加心肺功能，提高肌肉的强度、协调性和平衡性，促进机体新陈代谢，延缓衰老，提高免疫力。

三才强身功的创编得益于创编团队四川省中西医结合医院近二十年亚健康临床研究的经验，尤其是功法创始人丁松屹十余年脊柱推拿临床的实践总结。该功法的创制前后经历了三次大的修整和研讨，期间创始人前往上海中医药大学附属岳阳中西医结合医院推拿科和老年病科进修学习，得到了多位专家的指导和点拨，并在团队成员的大力支持下，对功法动作和流程进行了反复的修正和打磨，力求每个动作的设计都能做到"形""气""意"兼顾，同时暗合"天""地""人"的三才内涵，实现以改善脊柱"三轴六向"生理运动功能为核心运动指标的功法创制初衷。创始人前后历时 10 个月，最终完成了以"托天""推山""顿地"三式为核心动作的三才强身功法，并完成了功法动作示范图片和视频的拍摄。

整套功法包含起势、收势、开合整理及核心三式动作，整体动作分为七节，核心动作反复练习三遍，整套功法练习一遍历时 3~4 分钟；在亚健康态疲劳、慢性疲劳综合征人群体力可以耐受的情况下可以轻松完成 1~2 遍的练习。功法动作简单易学、自然流畅，配合愉悦的背景音乐，可以高效地舒展肢体、放松精神、调畅呼吸。

二、练习三才强身功的注意事项

三才强身功主要是通过动作、呼吸与意念的配合，实现"形""气""神"三位一体的同步联动，达到外松筋骨皮、内练精气神的目的。功法练习过程中，需要反复体会动作、呼吸、意念的同步和一致，因此反复练习方能渐入佳境，事半功倍。为了保证功法练习的高效、安全，对

功法练习的注意事项提醒如下:

1. 功法练习环境

三才强身功功法动作涉及躯体的屈伸和扭转,因此需要一个较为宽敞的环境。室内环境可以选择客厅、宽敞的露台等;室外环境则尽量选择安静、空气清新的地方,如公园、社区的小花园以及绿色植被较多的地方。首先,安静的环境利于尽快精神放松,沉静意念,从而更好地达到意气调和、心静体松的状态;其次,空气清新、含氧量高的环境更有利于呼吸吐纳,提高内外气体交换效率,实现吐故纳新。

2. 功法练习的着装

衣物尽量以宽松、柔软、透气为好,练功服、居家服、运动服为宜;鞋子以平底软底的布鞋、运动鞋为宜,尽量不要佩戴首饰、手表等,以利于肢体的平衡和舒展。户外练习时,要注意避风、保暖;夏季练习时,要注意防晒、避暑。

3. 功法练习时间

功法练习时间以清晨为最佳,练习前尽量不要进食,进食后要休息2~3小时方可进行。每次习练1~3遍,时间5~10分钟,以全身烘热、微微出汗效果最佳。

4. 功法练习的准备动作

功法本身包含整理开合的预备动作，但是为了避免运动伤害。功法练习之前，事先做一些准备活动，如松肩、松腿、深呼吸等，可以帮助身体尽快进入状态。热身准备动作因人而异，时间不必太久，2~3分钟即可；动作幅度不要过大，不要超越力所能及的限度，达到热身放松目的即可。

三才强身功开始前的预备动作以呼吸和意念的调整为核心，配合躯干的轻微俯仰，目的在于让练习者体会"形""气""意"的同步，为后续的动作奠定基础，同时便于放松身心，调整呼吸，提高呼吸、运动、神经系统的兴奋性。主要动作如下：

基本姿势

直立，双足分开与肩同宽，双手自然垂于体侧。（图 3-1）

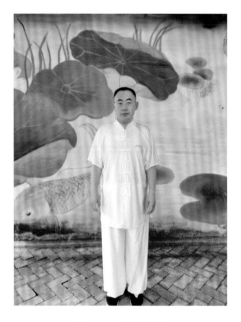

图3-1 基本姿势

呼吸动作

吸气，以鼻缓慢吸气，双目自然睁开，同时上半身微微后仰5°~10°；吸气至腹部膨隆，整个过程持续3~5秒；吸气末，屏息1~2秒。（图3-2）

呼气，以口缓慢持续呼气，双目自然闭合，同时上半身轻微前屈5°~10°；呼气至腹部凹陷，整个过程持续3~5秒；呼气末，屏息1~2秒。（图3-3）

上述呼吸动作一吸一呼为一组，反复3~5组。

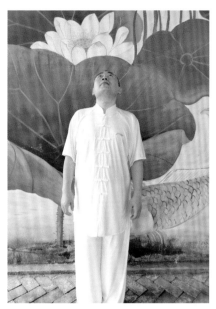

图3-2　吸气动作

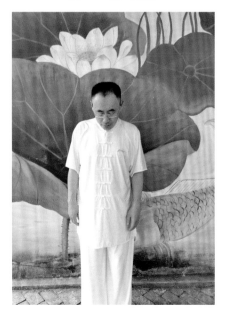

图3-3　呼气动作

第一节 起 势

平息闭目静神，双手自体侧水平前伸，缓慢上抬90°，与肩平（缓慢吸气，睁眼），同时缓慢侧迈左足，至两足开立，与肩同宽；吸气末，屏息停顿1~2秒。（图4-1）

双掌回收至胸前，缓慢下按，直至下放至体侧（缓慢呼气，闭目）；呼气末，屏息停顿1~2秒。（图4-2）

动作要领

形（动作）：双手自体侧水平前伸，缓慢上抬90°，与肩平，同时侧迈左足，至双足开立与肩同宽，停顿1~2秒；双掌缓慢下按直，至重新回到体侧。

气（呼吸）：抬手时吸气，吸气末屏息维持2~3秒；下放时呼气，呼气末屏息维持2~3秒。

神（意念、眼睛）：抬手的同时缓慢吸气，睁眼，下放的同时缓慢呼气，闭目。

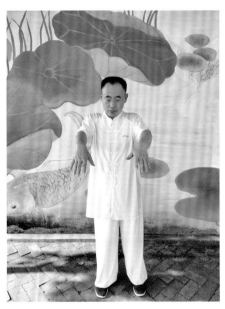

图4-1　双手自体侧水平前伸，缓慢上抬90°，与肩平（缓慢吸气，睁眼）

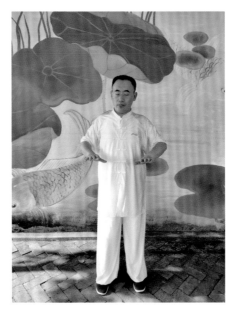

图4-2 双掌回收至胸前，缓慢下按，直
至下放至体侧（缓慢呼气，闭目）

第二节 俯仰开合

双臂自然外展 45°，双臂尽力外旋，双掌外翻，掌心
向前，上身后仰 10°~15°（睁眼，吸气）；吸气末屏息维
持 2~3 秒。（图 4-3）

双臂尽力内旋，双掌内翻，掌心向后，微弯腰，上身
前俯 30°~45°（闭目，呼气）；呼气末屏息维持 2~3 秒。
（图 4-4）

动作要领

形（动作）：仰开，双臂自然外展 45°，双臂尽力外旋，双掌外翻，掌心向前，上身后仰 10°~15°。

俯合：双臂自然外展 45°，双臂尽力内旋，双掌内翻，掌心向后，微弯腰，上身前俯 30°~45°。

气（呼吸）：仰开吸气，吸气末屏息维持 2~3 秒；俯合呼气，呼气末屏息维持 2~3 秒。

神（意念、眼睛）：仰开的同时缓慢吸气，睁眼；俯合时缓慢呼气，闭目。

上述动作一开一合为一遍，反复 3 遍。

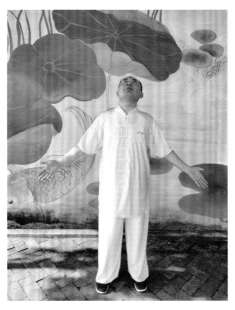

图4-3　双臂自然外展45°，双臂外旋，双掌外翻，掌心向前，上身后仰10°~15°（睁眼，吸气）

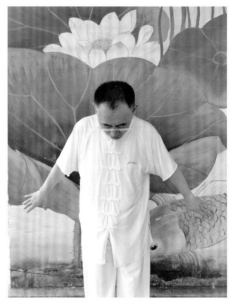

图4-4　双臂尽力内旋，双掌内翻，掌心向
后，上身前俯30°~45°（闭目，呼气）

第三节　双手托天左右摇

睁眼，缓慢吸气，双手自体侧缓慢内收，于下腹部
（关元穴，脐下四指）相汇；双掌心朝上，缓慢上抬至额
前，逐渐翻掌至头顶，双臂伸直，掌心朝上。（图4-5、
图4-6）

屏息，维持双臂伸直及双掌托天的姿势，双足站定，

缓慢分别向左、向右侧屈身体 30°～45° 各一次。（图
4-7、图 4-8）

闭目，缓慢呼吸，同时双手缓慢下放至身体两侧。
（图 4-9）

动作要领

形（动作）：第一步，睁眼，缓慢吸气，双手自体侧
缓慢内收，于下腹部（关元穴，脐下四指）相汇，双掌心
朝上，缓慢上抬至额前，逐渐翻掌至头顶，双臂伸直，掌
心朝上。

第二步，屏息，睁眼，维持双臂伸直，双掌托天的姿
势，双足站定，缓慢分别向左、向右侧摇身体 30°～45° 各
一次。

第三步，闭目，缓慢呼气，双手缓慢下放至身体两侧。

气（呼吸）：第一步，双掌上举过程中均匀吸气；第
二步，左右摇摆时屏息维持 2~3 秒；第三步，双手下放时
均匀呼气，呼气末，屏息维持 2~3 秒。

神（意念、眼睛）：第一步、第二步吸气及屏息时缓
慢睁眼，第三步呼气时缓慢闭目。

上述动作一左一右为一遍，反复 3 遍。

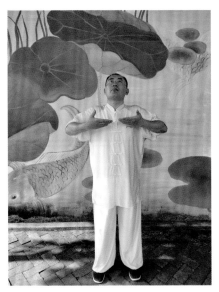

图4-5　睁眼，缓慢吸气，双手自体侧缓慢
内收，于下腹部相汇，双掌心朝上

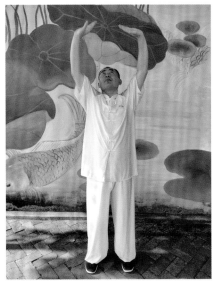

图4-6　缓慢上抬至额前，逐渐翻掌至头
顶，双臂伸直，掌心朝上

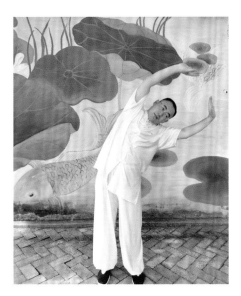

图4-7 屏息,维持双臂伸直及双掌托天的姿
势,双足站定,缓慢向左侧屈身体30°~45°

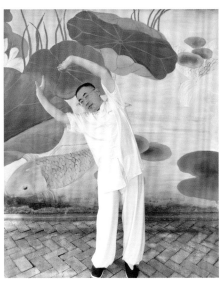

图4-8 屏息,维持双臂伸直及双掌托天的姿
势,双足站定,缓慢向右侧屈身体30°~45°

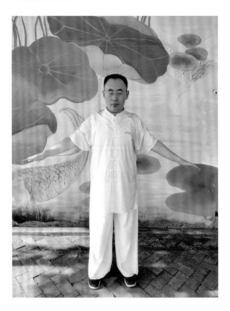

图4-9　闭目，缓慢呼吸，同时双手缓慢下
放至身体两侧

第四节　双掌推山前后摆

睁眼，缓慢吸气，双手自体侧缓慢内收上抬，于胸前翻掌，两掌相对。（图4-10）

闭目，缓慢呼气，双掌分开前推，拇指、食指张开，呈八字，其余三指屈曲，呈枪手状，双臂前伸至完全伸直。（图4-11）

睁眼，缓慢吸气，双掌维持枪手姿势，双臂水平展开至身体两侧。（图4-12）

屏息，双掌维持枪手姿势，双臂保持水平展开，双足立站定，身体主动分别向左、向右旋转60°～90°各一次，转动过程中保持双臂水平伸展，旋转完成后回到原位。（图4-13、图4-14）

闭目，缓慢呼气，双掌由枪手变掌，屈肘画圆，掌心朝下，沿身体中线缓慢下放至体侧。（图4-15、图4-16）

动作要领

形（动作）：第一步，睁眼，缓慢吸气，双手自体侧缓慢内收上抬，于胸前翻掌，两掌相对。

第二步，闭目，缓慢呼气，双掌分开前推，拇指、食指张开，呈八字，其余三指屈曲，呈枪手状，双臂前伸至完全伸直。

第三步，睁眼，缓慢吸气，双掌维持枪手姿势，双臂水平展开至身体两侧。

第四步，屏息，双掌维持枪手姿势，双臂保持水平展开，双足分立站定，身体主动分别向左、向右旋转60°～90°各一次，转动过程中保持双臂水平伸展，旋转完成后回到原位。

第五步，闭目，缓慢呼气，双掌由枪手变掌，屈肘画圆，掌心朝下，沿身体中线缓慢下放至体侧。

气（呼吸）：第一步、第三步均匀吸气，第四步左右摆动时屏息维持 2~3 秒，第二步、第五步时均匀呼气。

神（意念、眼睛）：第一步、第二步吸气及屏息时睁眼，第三步呼气时闭目。

上述动作一左一右为一遍，反复 3 遍。

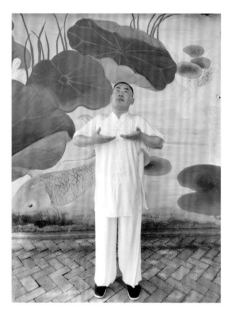

图4-10　睁眼，缓慢吸气，双手自体侧缓慢内收上抬，于胸前翻掌，两掌相对

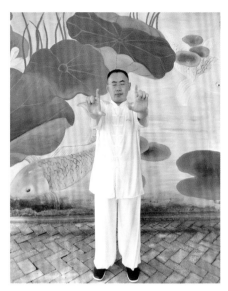

图4-11 闭目，缓慢呼气，双掌分开前推，拇指、食指张开，呈八字，其余三指屈曲，呈枪手状，双臂前伸至完全伸直

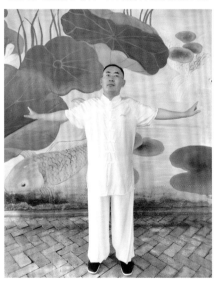

图4-12 睁眼，缓慢吸气，双掌维持枪手姿势，双臂水平展开至身体两侧

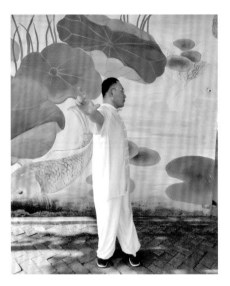

图4-13　屏息，双掌维持枪手姿势，双臂保持水平展开，双足立站定，身体主动向左旋转60°～90°

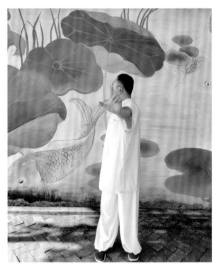

图4-14　屏息，双掌维持枪手姿势，双臂保持水平展开，双足立站定，身体主动分向右旋转60°～90°

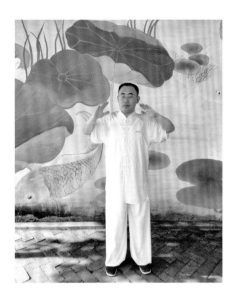

图4-15 闭目，缓慢呼气，双掌由枪手变
掌，屈肘画圆，掌心朝下

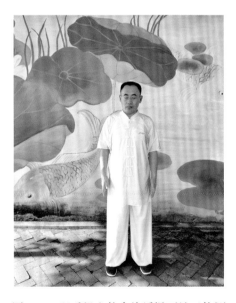

图4-16 双手沿身体中线缓慢下放至体侧

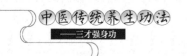
第五节　双足顿地上下颠

睁眼，缓慢吸气，双手自体侧缓慢内收，于下腹部（关元穴，脐下四指）相汇，双掌心朝上，缓慢上抬至胸前，掌心朝上。（图4-17）

闭目，缓慢呼气，双掌翻掌，掌心向下，至上腹部时紧贴腹部沿前中线缓慢向下推按腹部至关元穴（脐下四指）；双手自然分开至身体两侧，由掌变拳，握固（四指握拇指于拳心）。（图4-18、图4-19、图4-20）

闭目，屏息，双足踮起，双足跟缓慢抬离地面，以足尖站立，后突然收力，让双足跟顺势着地，产生震荡，反复3次。（图4-21、图4-22）

动作要领

形（动作）：第一步，睁眼，缓慢吸气，双手自体侧缓慢内收，于下腹部（关元穴，脐下四指）相汇，双掌心朝上，缓慢上抬至胸前，掌心朝上。

第二步，闭目，缓慢呼气，双掌翻掌，掌心向下，至上腹部时紧贴腹部沿前中线缓慢向下推按腹部至关元穴（脐下四指）；双手自然分开至身体两侧，由掌变拳，握固（拇指被四指包于拳心）。

第三步，闭目，屏息，双足踮起，双足跟缓慢抬离地面，以足尖站立，后突然收力，让双足跟顺势着地，产生震荡，反复3次。

气（呼吸）：第一步均匀吸气，第二步均匀呼气，第三步屏息维持2~3秒。

神（意念、眼睛）：第一步吸气时睁眼，第二步呼气时闭目，第三步屏息。

上述动作反复3遍。

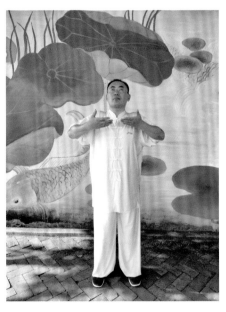

图4-17　睁眼，缓慢吸气，双手自体侧缓慢内收，于下腹部（关元穴，脐下四指）相汇，双掌心朝上，缓慢上抬至胸前，掌心朝上

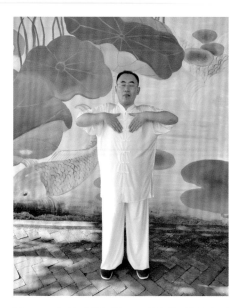

图4-18 闭目, 缓慢呼气, 双掌翻掌, 掌心向下

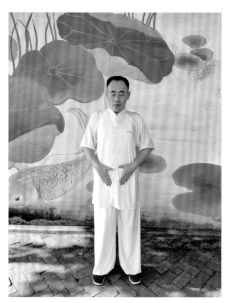

图4-19 双掌自上腹部时紧贴腹部沿前中
线缓慢向下推按腹部至关元穴

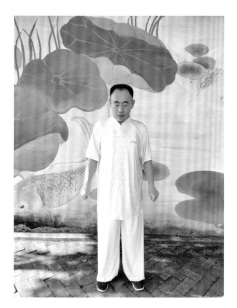

图4-20　双手自然分开至身体两侧，由掌变拳，握固

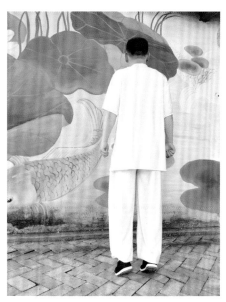

图4-21　闭目，屏息，双足踮起，双足跟缓
　　　　慢抬离地面，以足尖站立

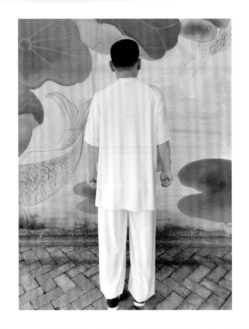

图4-22　突然收力，让双足跟顺势着地，产生震荡

第六节　俯仰开合

双臂自然外展 45°，双臂尽力外旋，双掌外翻，掌心向前，上身后仰 10°~15°（睁眼、吸气）；吸气末屏息维持 2~3 秒。（图 4-23）

双臂尽力内旋，双掌内翻，掌心向后，微弯腰，上身前俯 30°~45°（闭目、呼气）；呼气末屏息维持 2~3 秒。（图 4-24）

动作要领

形（动作）：仰开，双臂自然外展45°，双臂尽力外旋，双掌外翻，掌心向前，上身后仰10°~15°。

俯合：双臂维持自然外展45°状态，双臂尽力内旋，双掌内翻，掌心向后，微弯腰，上身前俯30°~30°。

气（呼吸）：仰开吸气，吸气末屏息维持2~3秒；俯合呼气，呼气末屏息维持2~3秒。

神（意念、眼睛）：仰开时随吸气缓慢睁眼，俯合随呼气缓慢闭目。

上述动作一开一合为一遍，反复3遍。

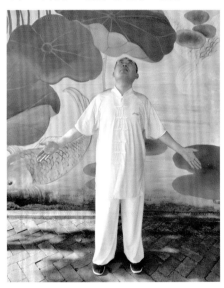

图4-23 双臂自然外展45°，双臂外旋，双掌外翻，掌心向前，上身后仰10°~15°（睁眼，吸气）

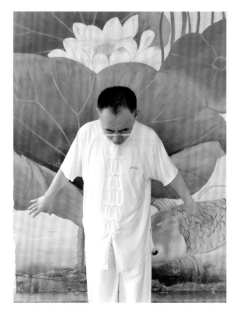

图4-24　双臂尽力内旋，双掌内翻，掌心向
后，上身前俯30°～45°（闭目、呼气）

第七节　收　势

睁眼，缓慢吸气，双手自体侧水平外展，掌心向上，缓慢上抬90°，与肩平（缓慢吸气，睁眼）。（图4-25）

双臂内收，缓慢屈肘，双掌划圈，回收至胸前；掌心翻转向下，继续缓慢下按，直至下放至体侧（缓慢呼气，闭目）。（图4-26）

同时缓慢收左足，至两足并拢；（图4-27）

动作要领

形（动作）：双手自体侧水平外展，缓慢上抬90°，与肩平。双臂内收，缓慢屈肘，双掌划圈，回收至胸前；继续缓慢下按，直至下放至体侧；同时缓慢收左足，至两足并拢。

气（呼吸）：抬手时缓慢吸气，吸气末屏息维持2~3秒；下放时缓慢呼气，呼气末屏息维持2~3秒。

神（意念、眼睛）：抬手时缓慢睁眼，下放时缓慢闭目。

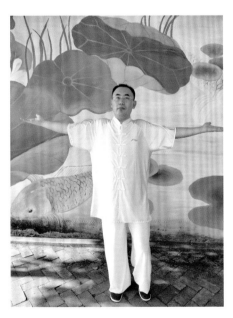

图4-25　双手自体侧水平外展，掌心向上，缓慢上抬90°，与肩平（缓慢吸气，睁眼）

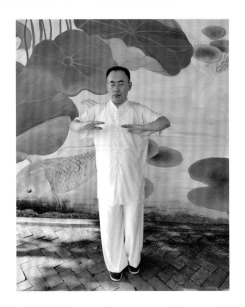

图4-26　双臂内收，缓慢屈肘；双掌划圈，回
收至胸前，掌心翻转向下，继续缓慢下按

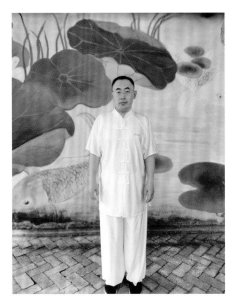

图4-27　缓慢收左足，至两足并拢

一、慢性疲劳综合征

慢性疲劳综合征（chronic fatigue syndrome，CFS），也称为肌痛性脑脊髓炎（myalgic encephalomyelitis，ME）或者慢性疲劳免疫功能紊乱综合征（chronic fatigue immune dysfunction syndrome，CFIDS）。其最早是由美国疾病预防与控制中心于 1987 年正式命名的。美国疾病预防与控制中心采用的是 1994 年国际慢性疲劳综合征小组在会议上对慢性疲劳综合征的解释。

慢性疲劳综合征是由于各种疾病引起的一种疲劳，不同于生理性疲劳，这种疲劳与体力、脑力、心理性疲劳性质完全不同。其特点有：

（1）在健康人不应该出现疲劳时出现，比如活动量本来不大，持续时间不长，在平时是不至于出现疲劳的，但这时却出现了。与生理性疲劳不同的是没有明确的诱发因素，所以又称原因不明疲劳。

（2）疲劳的程度严重，消除得也慢，适当休息之后也不易消失，只有在导致疾病的原因明确并治愈后，疲劳才会消除。

（3）这种疲劳常伴有其他症状，如低热、全身不适、食欲不振或亢进等。一旦出现这种疲劳便是疾病的征兆。因此，每当发生原因不明又不易消除的疲劳，同时伴有某些症状时，千万不可掉以轻心，应及早去医院诊治。

（一）流行病学情况

在英国，慢性疲劳综合征的发病率约为 2.8%，发达地区的发病率更高。在美国，男性慢性疲劳综合征的发病率约为 2.3%，女性约为 1.9%。在日本，慢性疲劳综合征的发病率则约为 1.5%。在我国部分地区，小样本调查也显示慢性疲劳综合征的发病率有逐年上升之势；在我国的中学生中慢性疲劳综合征的发病率约为 0.9%。任何人都可以出现慢性疲劳综合征，但 40~60 岁的人群最为普遍；成年女性比成年男性更为常见；白人比其他种族更有可能被诊断为慢性疲劳综合征。但是许多疲劳综合征患者尚未被诊断为慢性疲劳综合征。

（二）发病原因

目前，慢性疲劳综合征的基本病因是机体功能紊乱，但其具体病因尚不明确，可能是多种因素共同触发所致。其可能的病因有以下几方面：

1. 病毒感染

由于某些人在感染病毒后会发展成慢性疲劳综合征，因此研究人员质疑某些病毒是否可能引发慢性疲劳综合征。可疑病毒包括 EB 病毒、人疱疹病毒 -6 和小鼠白血病病毒。但临床研究尚未证实何种病毒是发病的明确原因。

2. 免疫系统问题

患有慢性疲劳综合征的人其免疫系统似乎受损，但尚不清楚这种损害是否足以引起疾病。不同研究从免疫细胞和免疫因子方面均找到异常表现，但这些指标变化均不是慢性疲劳综合征患者所特有的症状，有关患者免疫细胞及因子变化的机制仍需进一步研究。

3. 神经内分泌系统失调

有研究发现，慢性疲劳综合征患者的下丘脑－垂体－肾上腺皮质轴和下丘脑－垂体－甲状腺轴的功能有所减退，各种调节机体代谢的激素水平失调共同导致机体处于一种低代谢状态，这与患者疲劳的状态密切相关。

4. 线粒体／能量代谢异常

有研究表明，线粒体功能障碍可能是慢性疲劳综合征患者潜在能量不足的一个重要原因。有研究发现，线粒体功能障碍，如腺苷三磷酸（ATP）产生量的减少以及受损的氧化磷酸化和线粒体功能低下，会最终导致患者疲劳和劳累后不适，而且可以引起整体的代谢异常，如葡萄糖代谢减退和脑灌注不足。

5. 基因关系

有研究发现，慢性疲劳综合征患者体内与昼夜节律、线粒体功能和慢性炎症相关的基因表达异常；另有研究发现，控制免疫调节、氧化应激和凋亡基因表达的改变，可从基因层面佐证慢性疲劳综合征患者免疫系统功能的异常。

6. 诱发因素

可能增加慢性疲劳综合征风险的因素包括：

（1）年龄，慢性疲劳综合征可以发生在任何年龄，但最常见的是 40~60 岁的人。

（2）性别，女性被诊断出患有慢性疲劳综合征的概率比男性高得多，这可能与女性更容易向医生报告其症状有关。

（3）压力，难以控制压力可能会导致慢性疲劳综合征的发展。

（三）临床表现及典型症状

根据美国疾病预防与控制中心的标准判断是否患慢性疲劳综合征，需符合以下两项标准：

（1）排除其他疾病的情况下疲劳持续 6 个月或者以上。

（2）至少具备以下症状中的四项：①短期记忆力减退或者注意力不能集中；②咽痛；③淋巴结痛；④肌肉酸痛；⑤不伴有红肿的关节疼痛；⑥新发头痛；⑦睡眠后精力不能恢复；⑧体力或脑力劳动后连续 24 小时身体不适。

临床上判断慢性疲劳综合征主要依据三个主要症状，也称为核心症状。具体如下：

（1）常规活动的能力大大降低。活动量的下降与疲劳同时发生，并且必须持续 6 个月或更长时间。患有慢性疲劳综合征／肌痛性脑脊髓炎的人其疲劳与一般的疲劳有很大不同。前者可能很严重，不能因睡眠或休息而缓解。而在生病之前并不存在这一问题（不是终生的）。

（2）劳累后不适。体育运动或精神训练后的过度疲劳持续超过 24 小时，慢性疲劳综合征／肌痛性脑脊髓炎症状加重，称为劳累后不适（PEM）。在 PEM 期间，任何慢性疲劳综合征／肌痛性脑脊髓炎症状都可能会加重或首次出现，包括思维困难、睡眠问题、嗓子疼、头痛、头昏眼花或严重疲倦，这些症状可能需要几天、几周或更长时间才能缓解。

（3）睡眠差。患有慢性疲劳综合征／肌痛性脑脊髓炎的人即使经过一整夜的睡眠，也可能不会感觉疲倦得以改善。一些患有慢性疲劳综合征／肌痛性脑脊髓炎的人可能会有入睡困难或睡眠维持困难。

（四）相关临床检查

1. 一般检查

疲劳是内科系统常见疾病的常见症状，故常规血液检查有助于识别常规内科疾病。如血常规、血糖、糖化血红蛋白、甲状腺功能、生化指标等，可以判断有无相关系统性疾病。此外，还要通过完善心电图、运动平板运动试验、超声心动图、肺功能等检查判断心肺功能情况及有无心肺器质性病变。

2. 特殊检查

（1）多导睡眠监测。监测患者的睡眠分期、呼吸状态及频率、是否打鼾、鼾声大小及体位、呼气末二氧化碳、血氧饱和度、心电图等。通过对相关数据的分析可以得出如睡眠结构、睡眠时异常事件的发生频率以及多种诊断性指标，进而进行诊断；同时鉴别该睡眠差是否由呼吸暂停综合征、不安腿综合征以及失眠引起。

（2）睡眠评估量表。用匹兹堡睡眠质量指数评估患者的睡眠质量，总分范围为0~21分，得分越高，表示睡眠质量越差。

（3）心理测试。常用的是三大类，即智力测试、人格测试和心理卫生评定测试。智力测试针对的是疑似智力缺陷的人群，测试结果反映其智力水平；人格测试是进一步的测试，为了深入了解，便于实施针对性治疗；心理卫生评定测试是对焦虑、抑郁等症状的测评。

（五）慢性疲劳综合征的危害

1. 对人体体能方面的危害

慢性疲劳综合征能够大大损伤人体的体力、体能，使人感到疲惫、乏力、身体失衡。其主要原因除了身体的整体肌力不足（乏力）之外，整体活动的协调性不足（不灵）也是重要的一个方面。基于上述两点，可以导致慢性疲劳综合征患者行动迟缓，步态沉重，步幅缩小，动作失灵，久立不稳，疲乏无力，腰酸腿软，肌力减退，难以从事或完成某些消耗体力较大及动作细腻、精巧的工作，致使患者深感力不从心。

2.对容颜与体态的危害

多种情况下，长期的慢性疲劳可使患者面色无华，脱发断发，皱纹早现，面肌松弛；有的还可出现面部色斑，明显呈现出未老先衰之征象。

3.对人体免疫系统的危害

免疫系统健全与否是健康的重要标志之一。慢性疲劳综合征的存在必然会使人体的免疫系统功能失常，甚至免疫功能低下，会削弱机体的抗病能力，缺少防御疾病的天然屏障，为各种各样疾病的发生打开了通路，患病的概率必将大大增加。

4.对人体循环系统的危害

慢性疲劳综合征造成机体萎靡，活动减少，血流缓慢，血液沉滞，可导致心血管系统发生不同程度的病变，患者常常感觉心悸、气喘，活动后尤为显著，时常叹息。体格检查时可以发现血压不稳（偏高或偏低），心率较快，甚至可出现心律不齐（多为窦性）。

5.对人体神经系统的危害

慢性疲劳综合征对神经系统的危害主要累及中枢神经系统，多由于脑部血液供应不足所引起的组织乏氧所致，常表现为脑疲劳症状，如记忆力下降，注意力不集中，头脑不清爽，反应迟钝，头晕头痛；有时还可以出现某些精神症状，如抑郁、焦虑、烦躁、易激动等。这类患者常可进一步影响睡眠，出现失眠（入睡困难，或睡眠不深、中间早醒等）、多梦、夜惊等。睡眠不足又可导致脑疲劳，如此反复，形成恶性循环，致使症状不断加重，难以治愈，十分痛苦。

6.对人体消化系统的危害

慢性疲劳综合征患者由于神经系统与心血管系统受累，必然导致胃肠道血液淤滞，蠕动减弱，功能受损，表现为食欲不振，胃纳不佳，胀满少饥，偏食，厌油，恶心等。有的患者为了缓解进食不良，常多吃辣椒等辛辣食物，借以促进食欲。由于进食不佳，热量不足，可造成形体消瘦、营养不良，进一步加重对各个系统的影响。

7.对人体生殖系统的危害

慢性疲劳综合征患者常伴有生殖系统的功能异常。对于女性患者来说，常见的有月经不调（时间提前或错后，经期延长，出血量过多或过少等）、性冷淡等。对男性患者而言，则多数表现为遗精、阳痿、早泄、性欲减退等。
如果不能及时调治，很可能引发不孕或不育的发生。因
为生殖系统功能障碍多属于中医肾精亏损的范畴，所以
会伴随出现腰膝酸软、头晕耳鸣、失眠多梦、记忆力下
降等症状。

8. 对人体感官系统的危害

慢性疲劳综合征患者由于全身若干系统受累，功能低
下，特别是神经与内分泌系统的失调，常可导致感官系统
的异常。在视觉器官异常方面，主要表现为眼睛胀痛、干
涩不适、视物模糊、对光敏感、视觉疲劳等；在听觉器官
异常方面，主要表现为耳鸣、听力下降等。

9. 慢性疲劳综合征对人体心理方面的危害

（1）对情绪方面的危害。情绪是人受到情景刺激
时，经过是否符合自己需要的判断后，产生的行为、生
理变化和对事物态度的主观体验。情绪对人的健康有很
大影响。慢性疲劳综合征对情绪的危害常常表现为情绪
不稳、暴躁、易怒、焦虑、紧张、恐惧等，有时自己不
觉或难以控制。这些异常情绪的存在可导致失眠多梦、
消化不良等。

（2）对意志方面的危害。意志是人自觉地确定目的并
支配与调节其行动，克服困难达到预定目的的心理过程。

意志和情绪是相互影响的，慢性疲劳综合征的患者由于情绪受到影响，也会进一步导致意志的受损，致使多数患者表现出意志薄弱，做事不果断，犹豫不决，瞻前顾后，缺乏信心，效率降低。有时可能对自己缺乏信心，受到一些不良刺激，不能自己解脱、自我调整，以致心理负担沉重，消极自卑，放任自流，失去控制能力，甚至可能通过若干不良嗜好来排解这些不良情绪，如过度吸烟、酗酒等；也可能产生某些不良行为，如行动过激，对人失礼，做一些与自己身份不符的事情等。

（3）对能力方面的危害。慢性疲劳综合征患者常表现出某些能力低下，如做事注意力不集中，短时记忆差，难以准确理解和记忆所阅读的内容，计算数字能力减弱，语言和推理能力减退，思维迟钝，联想能力差，缺乏创新，致使工作能力明显降低，对以往可以顺利完成的工作也深感难以完成，从而自我责备，减少交往，逐渐孤独等。

（六）治疗及干预

由于缺乏明确的发病机制，临床上对慢性疲劳综合征以对症治疗为主，除了给予相对应的药和营养制剂外，分级运动疗法和认知行为疗法广泛运用于患者心理、生理功能的恢复；另外，中药、针灸、推拿等也列为推荐疗法。

1. 一般治疗

目前认为治疗慢性疲劳综合征最有效的方法是结合认知行为疗法和分级运动计划的综合治疗。

（1）认知行为疗法。通过与医师交谈可以帮助患者找到解决慢性疲劳综合征带来的不适，增强自我认知的能力，可以极大地改善人生观。医师在进行认知行为疗法时，会为患者指出哪些是负面思想，并引导患者以正面思考方式面对问题。其治疗方式包括放松训练、催眠等。

（2）分级运动计划。医师需要为患者量身打造个性化的运动计划，帮助患者对抗疾病与不适，促使患者逐渐增加运动量。而治疗的目标则是使患者养成新的运动习惯，而不再像以前一样认为自己过于疲劳，什么事都做不了。

2. 药物治疗

由于个体差异大，用药不存在绝对的最好、最快、最有效。除常用非处方药外，应在医师指导下充分结合个人情况选择最合适的药物。许多患有慢性疲劳综合征的人也很容易患抑郁症，所以治疗抑郁症可以使其更容易地处理与慢性疲劳综合征相关的问题。低剂量的抗抑郁药也有助于改善睡眠和减轻疼痛。

3. 中医治疗

传统中医药的整体观在应对发病原因不明的慢性疲劳综合征方面具有先天优势，通过对人体的整体评估和干预，可以安全高效地缓解慢性疲劳症的相关症状，提高生活质量。有研究发现，归脾汤、神气汤、温胆汤和四逆散等中药方剂可以治疗特定类型慢性疲劳综合征，但需要中医进行辨证施治。另外，有研究发现采用膏熨法、脊柱调理法、茶疗以及经络刮痧配合透灸足浴、推拿疗法、艾灸疗法等，也能有效改善慢性疲劳综合征的相关症状。

二、亚健康态疲劳

亚健康又称第三状态，也称灰色状态、病前状态、亚临床期、临床前期、潜病期等，包括无临床症状或症状感觉轻微但已有潜在病理信息。它本身拥有广泛的内涵，是人们在身心情感方面处于健康与疾病之间的健康低质量状态及其体验。亚健康状态是机体在无器质性病变情况下发生了一些功能性改变，因其主诉症状多种多样，且不固定，也被称为不定陈述综合征，大体有以躯体症状为主的躯体性亚健康状态、以心理症状为主的心理性亚健康状态和以人际交往中的不良症状为主的人际交往性亚健康状态。在生理表现方面，亚健康状态总的特征就是持续的或难以消除的疲劳。国内研究认为疲劳（包括躯体疲劳和心理疲劳）是亚健康状态最主要、最典型的表现。由此在此基础上提出了亚健康疲劳状态及亚健康态疲劳的概念，特指这部分以持续的或难以恢复的疲劳为突出表现的亚健康人群的状态。

（一）流行病学情况

早在 20 世纪 70~80 年代，疲劳就成为发达国家严重的健康问题。据统计，美国每年有 600 万人被怀疑处于亚健康状态，年龄多在 20~45 岁。我国处于亚健康状态的人已经超过 7 亿，占全国总人口的 60%~70%。我国中年人是亚健康的高发人群。美国的调查发现有 14% 的成年男性和 20% 的妇女表现出明显的疲劳，其中 18% 发展为慢性疲劳综合征。英国的调查表明大约 20% 的男性和 25% 的女性总感觉到疲劳，其中约 14% 可能为慢性疲劳综合征。日本有关疲劳的专题调查研究表明，表示正感到非常疲劳的占被调查者的比例竟高达 60%。为此有医学专家列举了 27 种过度疲劳的症状，有其中 7 项以上的，即为存在过度疲劳危险者，有 10 项以上的，则随时可能发生过劳死。"过劳死"一词最早出现于 20 世纪七八十年代日本经济繁荣时期，它并不是临床医学病名，而应属于社会医学范畴。我国的调查表明，慢性疲劳综合征在信息技术、游戏竞技、网络运营等城市新兴行业人群中的发病率为 10%~20%，在某些特定行业人群中甚至高达 50%，如科研人员、新闻工作者、公务员、演艺人员、出租车司机等。

（二）发病原因

目前，现代医学对导致亚健康状态的确切病因、发病机理、危险因素没有达成共识。现在的研究表明，亚健康是多种致病因素中和作用的结果，既有社会学、心理学因素，也有环境、生活方式和遗传学因素的不良影响。然而具体的发生机理、危险因素仍不明确。

传统中医学认为亚健康状态存在着其确切病因、病机的变化，其成因可分为先天之因与后天之因。

1.先天因素体质因素

先天之因主要是指禀受于父母的体质，是不同于他人的且相对稳定的个体特性，即生物学上的遗传性。而中医学在世界上最早认识并创立了较为完备的遗传理论体系并应用于医学实践。如宋代医家庞安时在《伤寒总病论》中提出"凡人禀气各有盛衰"，并认识到如果这种个体特性存在某种缺陷，如元气不足，就可能易受邪侵而生疾，"勇者气行则已，怯者则著而为病也"。即使处于相同的后天之因中，如思虑过度或肝郁气滞等，对于不同性体质的人而言，也会发展并显现不同的症状。

2. 后天之因摄养不慎

传统中医认为亚健康状态发生的主要后天原因就是"过用"。传统中医学强调以平为期，也就是不偏不倚的中和、平衡思想，反对一切太过和不及，强调只有人体的一切构成物质和功能处于平和状态，才能维持人体生命健康，即"阴平阳秘"。如果阴阳失衡就会导致疾病，而阴阳偏颇，则会产生亚健康状态。导致这种偏颇的原因就是中医学所强调的"过用"。正如《素问·经脉别论第二十一》中所述："故春秋冬夏，四时阴阳，生病起于过用，此为常也。"中医术语中的"过度""无节""不节""太甚""无常"等都是用来描述这一原因的。过用的结果，大多是形成"不及"，即太过是破坏人体中和状态而产生整体平衡状态失调的原因，因此过用进而导致人体元气亏损，阴精暗耗，气机不畅等，使生理功能失调，就成为亚健康状态，疲劳的病因病理基础也就产生了。具体又包括以下因素：

（1）思虑过度。思虑过度是当今亚健康状态的最主要的成因。中医学认为心主神明，脾主忧思。现代人在现实生活中社会压力普遍增加，长期思虑、心理压力过大或脑力劳动过度，导致心脾之气郁结，所谓心主神明、脾主四肢，气血瘀滞，必然功能受损，发展为亚健康状态。

（2）情志不遂。随着经济发展和社会转型，竞争和客观社会转型对人们的心理价值取向产生了巨大影响，人们内心所承受的冲击和压力过大，直接或间接地导致脏腑功能失调而陷入了亚健康状态。中医将人体的情绪归结为"五志"，"怒伤肝，喜伤心，思伤脾，忧伤肺，恐伤肾"，明确指出长期处于精神压力过大的紧张状态下容易导致五脏功能失调而形成亚健康状态。

（3）饮食不节。常言道，祸从口出，病从口入。饮食不规律、偏食或饮食不足，也是导致亚健康状态的主要原因之一。《素问·生气通天论》曰："阴之五宫，伤在五味。"饮食的合理与否将直接或间接地影响人体的健康状态。

（4）起居无常，劳逸无度。中医认为肾脏是元阴元阳之脏，为气之根。肝主藏血，如长期睡眠不足、生活不节律、经常熬夜、缺乏运动等，体力上的过度消耗必将耗气伤身。《素问·宣明五气篇》指出："久视伤血，久卧伤气，久坐伤肉，久立伤骨，久行伤筋。"劳逸过度，耗伤人体，导致功能受损，而致亚健康状态。

（5）年龄因素。中医认为"年四十而阴气自半"，指中年之体其生理功能自然减退，随着年龄的增长，人体的阴阳气血会自然损耗，随之而来的就是身体机能的衰退和功能的下降，也就是所谓"岁月不饶人"。

（三）判断标准

关于亚健康状态，尤其是疲劳状态的诊断，目前全世界都缺乏统一标准。"亚健康"是我国学者提出的概念。国外以欧美为代表的发达国家将亚健康态疲劳归为慢性疲劳综合征。但是从临床观察来看，亚健康态疲劳与慢性疲劳综合征是存在明显差异的。依据亚健康疲劳状态的定义，亚健康态疲劳的判断标准如下：

（1）持续的或难以恢复的疲劳状态，持续3个月以上，但能维持正常工作。

（2）无重大器质性疾病及精神疾病。

（3）尽管有非重大器质性疾病诊断，但无需用药维持治疗，且与目前不适状态或适应能力的减退无因果联系。

（四）治疗及干预

现在有关亚健康的研究多数局限于高等教育人群和高收入人群，而对整个社会人群亚健康状态的研究仍然较少。对亚健康的干预与治疗仍缺乏规范、行之有效的治疗方案。

现代医学对于亚健康态疲劳的干预，只能对症治疗，如给予小剂量药物改善睡眠、增强免疫系统功能、抗疲劳和抗抑郁治疗等及支持疗法 (补充膳食等)。

与现代医学面对亚健康态疲劳缺乏针对性评估和干预手段的尴尬境况比起来，传统中医药的治未病理念和技术具有不可比拟的巨大先天优势，尤其是在干预手段方面，传统中医学方法众多，特别是以针灸、推拿、导引、功法为代表的非药物疗法优势明显，疗效确切。

（1）中药内服。在辨证论治的前提下，通过复方中药对偏颇的体质和紊乱的脏腑功能进行调节，达到"以平为期"的疗效，恢复阴阳气血的平衡，纠正功能的异常。

（2）推拿治疗。现代研究表明，推拿可调节神经系统功能，改善脑组织的供氧状况，改善大脑皮质兴奋、抑制过程，解除大脑紧张和疲劳；推拿还可以促进血液循环，改善微循环，促进新陈代谢，增加肌肉的含糖量，加快肌肉组织中的乳酸代谢，从而使全身肌肉放松，肌张力降低，消除疲劳；此外，推拿中的整脊疗法可恢复脊柱的稳定性，松解粘连，缓解肌肉痉挛，解除对神经的压迫，改变紊乱的信息通道，从而使亚健康状态得以控制；内功推拿和养生功法还可以增强免疫力促进正常免疫细胞的生长、发育，提高其活性，促进白细胞、淋巴细胞和其他免疫细胞对病毒和细菌的过滤和吞噬。

（3）针灸治疗。以调节人体机能平衡为目标的针灸治疗可以刺激人体感觉中枢，调节神经系统功能，调节内啡肽，改善大脑皮质兴奋、抑制过程，消除紧张和疲劳。其借助人体经络系统的双向调节作用，发挥祛邪扶正、平衡阴阳、调节脏腑气血的功效，从而使机体正常活动得以恢复和维持，将机体各脏腑组织器官的功能调节到或接近于最佳状态。

（4）食疗。依据"药以祛之、食以随之"的方法，参考"五谷为养、五果为助、五畜为益、五菜为充"的中医饮食调理原则，针对不同脏腑功能紊乱的具体状况，调和五味，中和纠正脏腑气血的失衡。

（5）功法导引。中医导引术历史悠久，是中国传统的体育保健形式，其不仅具有强身健体之效，在疾病治疗方面亦可发挥一定的作用，在《黄帝内经》中就有着使用导引术治疗疾病的记载。中医导引术是指通过肢体运动来调节人体气血阴阳及脏腑功能，使机体气血调和，从而实现强壮身体的一种传统保健方法。其主要练习功法包括八段锦、五禽戏、易筋经、太极拳等。研究结果显示，采用运动锻炼的方法，不仅可改善亚健康人群的躯体疲劳，在改善脑力疲劳方面亦可发挥一定的作用。对比慢跑锻炼及中医八段锦锻炼，发现使用中医导引术可更加明显地改善亚健康人群的疲劳状态，使疲劳评分明显降低，在亚健康保健中有着突出的干预作用。

三、癌因性疲劳

癌因性疲劳的医学名为癌症相关性疲劳（cancer-related fatigue，CRF），是一种常见的癌症症状。医学上将癌因性疲劳描述为：一种由肿瘤或抗肿瘤治疗引起的令人不安的持续的身体、情感和／或认知方面的主观的疲劳感觉及精力衰竭感，并干扰日常生活及功能。有研究显示，75%~96% 的化疗患者、75%~100% 的放疗患者、33%~89% 的晚期癌症患者均会出现不同程度的疲劳现象。

（一）癌因性疲劳与一般疲劳的区别

一般疲劳通常发生在高强度或长时间的工作或运动后且经过休息就可以自行缓解并恢复到疲劳之前的状态。

癌因性疲劳的程度比较重，与活动量或能量输出不成比例，不能通过睡眠及休息来缓解，且有持续时间长等特征。

癌因性疲劳的症状主要是非特异性的无力、虚弱、器官衰退、嗜睡、疲劳。其具有持续性以及非普遍性的特点，如虚弱、活动无耐力、注意力不集中、动力或兴趣减少等。简而言之，癌因性疲劳不仅仅表现在肿瘤患者身上，而且肿瘤患者在治愈后的很长时间内癌因性疲劳可能都不会消失。这可能是肿瘤本身造成的，也可能是抗肿瘤的治疗造成的。目前，癌因性疲劳的病因尚不明确，是患者个体在生理、心理、功能性和社会性方面的一种多维度主观体验。

（二）癌因性疲劳的典型特征

疲劳感无孔不入，整天想睡觉，没精力做任何事；精神涣散，注意力不集中，对过去喜欢的事情不感兴趣；失眠、嗜睡，睡眠质量差，记忆力下降；情绪极易波动，性格变得自卑易怒，充满抑郁、悲观、绝望的情绪。全身虚弱无力、筋疲力尽，严重时甚至生活不能自理；活动无耐力，简单的运动无法正常开展，走几百米就感觉很累；无法正常与人交流、接触。

以上症状会在一定时间内持续存在或反复发作，无法通过休息和睡眠缓解，不仅影响身体、心理状况，而且还使患者丧失了社交能力，给患者造成巨大痛苦，使其感到颓靡、压抑、痛苦，觉得活得很累。

（三）癌因性疲劳的原因

1. 抗癌药物和抗癌治疗

如部分化疗药物、小分子靶向药物、生物免疫制剂。治疗药物如干扰素等，可引起疲乏。免疫治疗相关副作用如甲状腺功能低下，也可致疲乏。

2. 体能下降

由于癌症病情和治疗的原因，再加上很多人认为癌症患者应该多休息，导致癌症患者活动量很少，体能下降，所以很容易觉得疲劳。而这种疲劳感让患者更加不愿意活动，从而形成恶性循坏。

3. 营养不良

癌症是一种消耗性很大的疾病，会大量消耗患者体内的营养物质。患者在接受放化疗等治疗的过程中，食欲很差，导致营养摄入不够。据统计，40%~80% 的肿瘤患者存在营养不良。营养不良也会导致患者出现严重的疲劳。

4. 贫血

贫血也是导致患者出现疲劳的常见原因。很多癌症会出现出血症状，而一些治疗，比如化疗，也会引起贫血，所以贫血是癌症患者常见的并发症。贫血程度越严重，患者的疲劳感就越严重。

5. 疼痛

疼痛也能引起疲劳。疼痛在癌症患者中发生率很高，超过 50% 的患者有不同程度的疼痛。

6. 不良情绪

癌症患者常出现的一些不良情绪，比如焦虑、抑郁，也会导致疲劳或者加重疲劳。

（四）癌因性疲劳的治疗和干预

目前癌因性疲劳的自我管理包含的内容很多，如识别贫血、医学干预、压力调整、心理疏导、改善睡眠、加强营养、促进认知、积极运动以及自我调节等。

1. 保持乐观的情绪治疗

要想克服癌因性疲劳，患者的情绪十分重要。患者要保持乐观的情绪，敢于承认癌因性疲劳的真实存在，并认识到它的独特表现，及时把疲劳感告诉主治医生，以便其做出相应处理，最大程度上缓解疲劳症状，减少痛苦。

2. 坚持锻炼

有研究显示，运动是一种有效控制癌因性疲劳的手段。癌症患者适当参加体育锻炼，能增强机体的免疫力，缓解身体疲劳，还可以改善精神紧张，让大脑皮质放松，减轻抑郁、恐惧等不良情绪。另外，在运动过程中，机体可通过排汗的形式加速自身代谢产物的清除，从而改善组织器官的微循环状况，有利于身体恢复。体能锻炼包括散步、瑜伽、有氧锻炼、对抗或力量锻炼以及拉伸等。锻炼的方式和强度要根据患者的病情和身体状况而定。癌症骨转移的患者在锻炼前要咨询医生，保护好骨转移的区域，防止发生骨折。

3. 加强营养

癌症患者出现癌因性疲劳，一定要评估自己的营养状况，想办法提高食欲，优化饮食，加强营养，并纠正水电解质失衡。通过改善饮食及时补充碳水化合物和高蛋白，能保证患者的营养供给，从而有助于提高机体免疫力，起到抗疲劳的作用。

4. 合理的作息

保证每晚至少 8 个小时的睡眠。但是过多的休息会使人感觉更加疲惫，患者最好把睡眠时间和第二天的感觉记录下来，以便了解最能保持良好状态的休息时间。

5. 药物治疗

药物干预是治疗癌因性疲劳的重要措施，特别是针对中重度癌因性疲劳患者。常见的药物包括中枢兴奋剂、皮质类固醇、促红细胞生成素等。

但总的说来，早期干预是非常重要的。要缓解癌因性疲劳，先要了解出现癌因性疲劳的原因。每一位癌症患者都应该根据自己的实际情况来制定相应的缓解疲劳的措施，同时想办法加强营养，进行体育锻炼；如果再保持积极向上和健康的情绪，对于提高身体素质是非常有帮助的。

一、脊柱与健康

脊椎是人的支柱与栋梁，称为人的第二生命线，是人体的控制中心、运动中心。其内连五脏六腑，外接四肢百骸，与人体活动密切相关。

1. 从生物进化看脊柱健康

从人类的起源与进化来看，人类由爬行脊椎动物进化而来。最有代表性的爬行类脊椎动物就是恐龙。考古化石所能证实的恐龙的生存年代至少是在 3 亿年前。而远古时代的恐龙，其脊椎骨骼形态和现今世界上的爬行动物脊椎架构就已经基本一致了，说明脊椎动物的脊梁进化定型至少经历了 3 亿~5 亿年。

而以爬行方式生存改变成直立行走方式的早期原始人类——猿，其出现在至少 200 多万年前。也就是说，人类脊柱直立起来的年龄只有 200 多万年的历史。应该说，相对于爬行动物的数亿年进化历史来说，一两百万年直立行走的历史还远远不足以使现代人类的脊柱结构得到充分的进化，人类脊柱是较为脆弱或不完善的。也有研究证明，原本适应于爬行的脊梁虽然现在彻底改换成了脊柱，但现代人类脊柱的基本结构与其他爬行脊椎动物的脊梁并没有太大的区别。然而，直立行走和四肢着地移动爬行在生物力学上却有着天壤之别。为了站起来而直立行走，我们的祖先可以说是不惜代价。我们改变了从头部向下直到脚上的几乎所有骨骼，即颅骨和脊椎骨重新排列，使头部和躯干保持在一条垂直线上；为了支撑身体的重量并减缓直立行走时的冲击，四肢的关节和脊椎骨都开始变大；骨盆也从又长又细的桨状变成又宽又厚的鞍形，将躯干的重量自上而下传递给双腿。虽然脊柱的力学问题始终在严重困扰着人类的生存状态，但我们还是凭借天生具备的抵御风险的能力和代偿适应的特质，通过脊柱区的肌肉、韧带和椎间盘的协调能力的提高，基本上相对适应了直立状态的劳作和生活。

2. 现代生活方式与脊柱健康

人类在最近的 100 年，突然加速了改变生存方式的步伐，使直立行动为主的生存状态迅速演变成坐立位为主的工作生活方式。在目前的发达国家和地区（甚至发展中国家），人们已经开始习惯以车代步、以机代人、以自动代人工的坐立位为主的生存方式，而且这种方式仍在迅速地向全球扩展。这当然使人类大大减轻了劳动强度，但同时也失去了直立行走、活动脊柱的时间和空间。由此，使得机体（尤其是脊柱）产生了新的生物力学的种种不适应。这个时代的人们在过于卷曲和静止休闲的脊柱力学状态下，直立的生命优势正在逐渐减少，甚至逐渐失去直立生存的进化动力。

3. 脊柱疾病的发展现状

据世界卫生组织报告，每年有 200 多万人因长时间坐着不动而死亡；预计到 2020 年，全球将有 70% 的疾病是由坐得太久、缺乏运动而引起。另据世界卫生组织的资料显示，目前全球有超过一半的人一生都被各种各样的脊背疼痛问题所困扰。更令人担忧的是，已有大量的资料显示，脊柱疾病正呈现逐年增多和逐渐年轻化的趋势。

现代社会高速发展，使人类的生活方式、生产方式以及生态环境都发生了根本的变化。目前，社会竞争激烈，生存压力增加，自然环境污染恶化，人的精神压力过大，生活方式急剧变化，致使人的肉体和精神都承担了前所未有的重负，脊柱也变得异常脆弱，有时甚至经不起轻微的扭挫。换句话说，由于现代生活节奏的加快，社会交往的频繁，生态环境的破坏，以及巨大的生存压力和受不良生活习惯等影响，人类的健康正面临着新的挑战，脊柱也不例外。首先是脊柱的创伤或劳损的机会明显增加；此外，脊柱的疾病谱也在不断扩大和增加，脊柱自身伤病及由脊柱引发的相关疾病已远远超出了脊椎骨科和中医骨伤科的范畴。据统计，脊柱医学已涉及呼吸、消化、循环、泌尿、神经、分泌等几乎全身各个系统，横跨外科、妇科、儿科、皮肤科、五官科及老年医学科等多学科领域，其病症种类有 108 种之多。

国外相关研究普遍认为，脊椎问题会让人的寿命缩短 1/3，它是人类实际年龄难以越过平均 80 岁的主要原因之一。

美国脊椎矫正协会统计表明，美国 30 岁以上人口脊椎骨退化比例占 1/3 以上，70 岁以上老人都有脊椎退化现象，在 18 万卧床或坐轮椅的患者中更为严重。

英国平均每 1 000 名男性劳动者中，因脊柱病要失去 627 个劳动日；每 1 000 名女性劳动者中，要失去 347 个劳动日。每年因背痛请假至少造成 500 万个工作日无人工作，每 6 个病假者中就有 1 人是因为背痛。

在德国，大约有 80% 的人患有慢性脊柱相关疾病。根据 KEMPF（德国某家骨科医院）调查显示，其中有六成以上的人有慢性或急性脊背疼痛，最终的后果是他们患有脊柱和椎间盘等疾病，导致无法正常工作。

有资料显示，我国 50 岁以上的人群中，有 97% 的人患有不同程度的脊柱疾病；而在 30~40 岁的人群中，有 40% 的人脊柱不健康。据我国国家卫生部门的一项调查表明，每天使用电脑超过 4 小时者，81.6% 的人脊柱都出现了不同程度的病变，导致了脊柱的侧弯、错位等，而且脊柱病患者越来越低龄化。当前，中小学生发生脊柱侧弯比例呈明显上升的趋势。据中国儿童发展中心统计，我国儿童脊柱侧弯症的发病率高达 20%。这主要与孩子沉迷于网络游戏以及长期姿势不良和身体过度负重有关。

脊柱障碍和脊柱疾病的发展势头迅猛，将不可辩驳地成为这个时代疾病谱中最大也是最主要的家族，成为未来

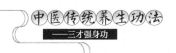
人类健康的头号敌人。

二、脊柱与脊柱亚健康

亚健康被定义为介于健康与疾病之间的一种生理功能低下的状态，又称次健康、第三状态。处于亚健康状态者，不能达到健康的标准，表现为一定时间内的活力降低、功能和适应能力减退的症状，但不符合现代医学有关疾病的临床或亚临床诊断标准。现代研究发现，亚健康的症状是由于人体组织缺血、缺氧，脊髓神经系统反应能力降低，人体的生理身体机能下降，身体代谢、淋巴免疫系统失衡而引起自主神经功能失调，导致人的脏腑功能失调、经络循环不畅和代谢障碍所致。

我们知道神经系统功能正常是人体健康的必要前提；脊柱是神经的通道，从脊柱发出的 31 对脊神经控制着全身的感觉、运动，也控制、协调内脏器官的功能。

脊柱位于背部中央，是人体的支柱和栋梁。脊柱是由刚度较大的椎骨和连接椎骨且具有弹性的椎间盘及诸多韧带所组成的联合体，它由颈、胸、腰椎共 24 块椎骨及骶骨和尾骨组成。脊柱是人体的主干，四肢与头颅均直接或间接地附着在脊柱上，任何部分的负重，受冲击或压迫，其外力均可传达到脊柱。从脊柱发出的有 31 对脊神经和内脏神经都与脊髓相联，这些神经调节全身脏腑器官的功能和肢体运动；脊髓更是连接大脑的信息枢纽和指挥全身的第二生命中枢。因此脊柱健康是神经系统畅通的必要前提，脊柱健康也是人体健康的必要前提。不仅如此，脊柱作为人体的中轴，在结构上位于躯体的中心，上支撑头颅，外连四肢，协调并控制头部和四肢的活动，是人体运动的中心。

脊柱亚健康是指脊柱介于健康与疾病之间的一种生理功能低下状态，是由于各种原因导致脊柱稳定性失调，椎间关节轻度移位刺激，压迫其周围神经、血管、脊髓等而出现的一系列症状。当今社会快节奏、高效率的工作以及不良的生活习惯，使脊柱亚健康的人群逐年增加。处于此状态的人群多表现为慢性疲劳和以疼痛不适为主的症综合征，如颈、肩部僵硬疼痛，腰背酸痛，疲劳困倦，头昏脑胀，失眠多梦，头痛耳鸣，烦躁易怒，心悸胸闷，情绪不稳定，虚弱感，压抑感等。

脊柱亚健康态就是脊柱还没有发生器质上的病变，没有出现椎间盘膨出、突出，椎管狭窄，骨质增生，骨刺，脊柱压缩性骨折，椎体滑脱，脊柱侧弯，脊柱畸形，椎间孔狭窄压迫脊神经等病理征象，但是脊柱结构已经发生改变，骨关节存在轻度的错位、半脱位、偏歪、失衡、不均、不整，导致脊柱受力异常，脊柱生物力学异常，脊柱内在的稳定性与灵活性遭到破坏，脊柱内在的应力系统也遭到一定的损伤与破坏，整个脊柱区域就像扭曲、拧紧的毛巾那样，导致整个后背（颈、肩、背、腰、胯）发紧、发沉、发僵、发硬、发皱、发酸、发软、发痛、无力、困倦，直接对脊神经、交感神经、副交感神经、椎动脉等造成压迫和牵拉的刺激，引发各种病症，例如人体组织缺血、缺氧，脊髓神经系统反应能力降低，人体的生理机能下降，腺体分泌、淋巴免疫系统失衡，引起自主神经功能紊乱，导致脏腑功能失调、经络循环不畅和代谢障碍等。

近年来，在对脊柱亚健康状态的研究过程中发现，由脊柱病变引发的各系统脊柱相关疾病（或称脊柱源性疾病）已有108余种之多，脊柱损害成为名副其实的百病之源。脊柱源病涉及从出生到老年的各个年龄阶段。

虽然目前脊柱亚健康状态的原因尚不十分明确，其临床表现症状多样，但是按照不同节段的神经和功能支配关系，其引发的疾病和症状大致可以归纳为以下情况。

1.脊柱亚健康颈椎病

（1）颈椎上段（C1~C2），以头面、五官、心脏和脑部血管神经症状为主，如头痛、眩晕、声嘶、失眠、视力下降、耳鸣、心悸、血压升高、窦性心动过速等。

（2）颈椎下段（C3~C6），以颈、肩、背、上肢疼痛麻木和功能障碍为主，并可出现血压下降、心动过缓、胃炎、溃疡病等症状。

（3）颈下段上胸段（C7~T3），以心血管系统自主神经功能紊乱和肋间神经痛为主，如心房纤颤、低血压、心律失常、急躁易怒及肩胛部疼痛、上胸部疼痛等。

2.脊柱亚健康胸椎病

（1）胸椎上中段（T2~T6），以呼吸系统自主神经功能紊乱和胸壁痛为主，如哮喘、慢性支气管炎、胸壁痛、乳房痛、呃逆、胸闷等。

（2）胸椎中段（T7~T9），以消化、系统功能紊乱为主，如胃痛、胃胀、胃炎、溃疡病、食欲不振、肝区痛、胆囊炎、胆石症、上腹饱胀等。

（3）胸椎下段（T9~T12），以消化、泌尿生殖系统功能紊乱为主，如胃痛、肝区痛、胰腺炎、糖尿病、腹胀及睾丸炎、子宫炎、卵巢炎、肾炎、排尿异常、尿路结石等。

3.脊柱亚健康腰骶椎病

（1）腰椎（L1~L5），以腰腿痛和生殖系统功能障碍为主，如腰痛，大腿前侧痛，下肢疼痛、麻木，痛经，女性月经不调，男性遗精、性功能低下、阳痿等。

（2）骶椎（L5~S1），以泌尿生殖系统功能紊乱为主，如排尿异常、前列腺炎等。

（3）骶髂关节右侧微小移位或半脱位，以副交感神经紧张为主，如肝、胆、胃肠功能低下，消瘦，腹泻、妇科疾患等。

（4）骶髂关节双侧微小移位或半脱位，偏食，体重变化，便秘或腹泻交替，并有左右单侧移位症状。

许多脊柱亚健康态症状的发展过程是隐匿而危险的，经常容易被忽视，特别是临床上常见的疼痛症状，如果长期存在而得不到缓解和治疗，对人体的危害程度会在不知不觉中逐渐扩大，最终会缩短人的寿命，如引发脊柱源疾病、心脑血管疾病等，严重者甚至造成瘫痪和死亡。

三、推拿、功法与脊柱亚健康

在临床上，由于脊柱特殊的解剖结构，脊柱及其周围的软组织的结构和功能正常与否，对人的生命与健康有极大影响。脊柱相关疾病学说认为，许多疾病的发生是由于脊柱的结构与力学平衡遭到破坏，导致了神经系统功能失调，进而影响到所支配的脏器和组织的功能，要使其恢复正常，就要对人体结构，尤其是脊柱的结构进行调整。通过手法对脊柱实施复位矫正及特殊的推拿治疗，恢复其力学平衡，解除对神经血管的压迫和刺激，从而达到治疗疾病之目的，这就是目前国内外的整脊疗法。

中医认为，引起脊柱亚健康态的主要原因是人体脏腑气血功能失调、气滞血瘀所致。脊柱分布在人体正中，为督脉所在，是督脉经过之处，领一身之阳经与五脏六腑相连。《黄帝内经》曰，督脉乃"阳脉之海"。督脉是通行阳气的载体和脏腑经脉的主控系统，是联络脏腑、协调表里、平衡阴阳的中心路线。督脉通，诸脉皆通，只有经脉气血畅通，人体才得康健。督脉气盛，能司其联络功能，原气得布，神气得用，脏腑间协调一致，则机体适应环境，对邪气有强大的抵抗力，青春长驻；督脉气衰，精、神失布，则阴阳失衡，易于生病衰老。因此，五脏六腑许多疾病的发生乃至死亡无不与督脉之盛衰密切相关，因而调督脉强盛不衰，发挥经络的网络作用，始终保持机体内环境的稳定是健康长寿的根本保证。

亚健康状态不是病，因此不论西药还是中药都不是最佳选择，尤其是需要长期服用的时候，药物偏性必然就会造成人体功能的衰退。针灸虽然对人体阴阳的调节有效，但毕竟是一种创伤性疗法。推拿按摩具有无创伤、无毒副作用、安全舒适、可以纠正结构性问题的独特优势，决定了其是调节脊柱亚健康态的最佳技术。同时，推拿通过对经穴的刺激，激活潜能，调理全身，在有效缓解症状的同时，促进体力和脑力的快速恢复与协调。

脊柱推拿治疗亚健康是凭借施治者的双手作用于人体脊柱，在生理活动的范围内整复错位的脊椎，打通督脉，补充能量（热），以达到治疗的目的。传统中医推拿通过手法，摇其筋骨，动其关节，松解粘连，疏通筋脉，可以通调气血，平衡阴阳，振奋全身之阳气，扶正祛邪；与此同时还能调节脏腑功能，恢复脏腑功能协调统一，中断亚健康状态和症状积蓄的恶性循环，治愈和控制症状，回归健康状态，实现彻底摆脱亚健康的目标。

现代医学研究证明，脊柱推拿可以纠正脊柱生理解剖位置的异常，促进肌肉弹性恢复和血管通畅，恢复脊柱内外的动态平衡，促进被破坏和被阻断的联系再恢复，去除不合理的受力，改善小关节功能，恢复脊柱的稳定性，松解粘连，缓解肌肉痉挛，解除对神经的压迫，改变紊乱的信息通道，从而使亚健康状态得以控制。

临床研究证实，推拿按摩能提高人体的免疫功能，促进正常免疫细胞的生长发育，提高其活性，同时又可促进白细胞、淋巴细胞和其他免疫细胞对病毒、细菌的过滤和吞噬。推拿按摩能使肌肉获得更多的血液，增高肌肉的含糖量，改善肌肉营养，尤其是对由于疲劳而大量堆积在肌肉代谢的中间产物乳酸，推拿按摩可将其 1/5 转化成二氧化碳和水，4/5 还原成能量物质，使全身肌肉放松的同时改善肌肉能量供应，消除疲劳，恢复和增强体力。

现代运动康复研究发现，一定范围内的力学刺激可导致细胞活动方式改变，增加细胞营养和代谢转运，主动运动锻炼对于激活和调节肢体功能，刺激机体代谢的效率优于被动康复运动，因此，针对特定人群开发的功法和训练具有十分积极的现实意义。

中医传统养生功法通过养气营血以充盈经络，养形全神以调和经络，动静相合以疏通经络，三者互相促进，达到调节脏腑、平衡气血、身心通调的效用，自古以来就在疾病防治中发挥着积极作用。此外，养生功法全凭自身锻炼，不需要花费额外费用，能充分调动人群的主管能动性，安全便捷，疗效确切，完全符合亚健康人群长期持续的需求。

中医健身功法里面有很多行之有效的保健脊柱的锻炼

方法，其中马王堆导引术、易筋经、八段锦、太极拳是最具有代表性的。易筋经、八段锦、太极拳等讲究"寓气于形""以意调息""以意导气""形气相合"，就是通过肢体动作与气息的配合，使机体内外沟通，天人融合，从而达到形舒、气顺、精满、神旺的功效，实现"天人合一、道法自然"的至高境界。现代研究表明，适度的有氧锻炼可增加心肺功能，提高肌肉的强度、协调性和平衡性，促进机体新陈代谢，延缓衰老，提高免疫力。对于亚健康态人群而言，疗效确切、费用低廉、安全便捷，是一种可以被广泛接受的脊柱亚健康态干预方法。

参考文献

[1] 赵瑞芹，宋振峰．亚健康问题的研究进展 [J].中国社会医学杂志，2002,
19（1）:10-13.

[2] 谢磊，张天生．中医学对亚健康的研究进展 [J].河南中医，2005, 25
（11）:3.

[3] 马宁，刘民．亚健康状态的流行病学研究进展 [J].中国预防医学杂志，
2012, 13（7）:4.

[4] 周宝宽，李德新．中医疲劳术语整理研究 [J].中国中医基础医学杂志，
2003, 009（3）:8-11.

[5] 林天孩，林小美．基于经络学原理的运动养生功法核心要素再阐释 [J].
2021（2019-4）:35-40.

[6] 刘琦，严石卿，等．易筋经的发展现状及展望 [C]// 中华中医药学会全
国中医治未病学术会议暨治未病分会成立会议.中华中医药学会，2016.

[7] 蒙秀东，李昕，陈波，等．慢性疲劳综合征发病机制的研究进展 [J].医学
综述，2020, 26（2）:5.

[8] 闫伯华，黄志坚，丁国允．亚健康状态的流行病学研究进展 [J]．现代预防医学，2005, 32（5）:3.

[9] 尹艳，王奕丹，左冬冬，等．中西医治疗慢性疲劳综合征研究进展 [J]．中医药信息，2019, 36（4）:4.

[10] 杨志敏，周雯．亚健康疲劳状态的研究现状 [J]．江西中医药大学学报，2009, 21（3）:95-97.

[11] 马红，刘潇涵，姜影，等．脐灸结合有氧运动治疗疲劳性亚健康30例疗效观察 [J]．辽宁中医杂志，2020, 47（1）:163-165.

[12] 周雯．膏方调治气虚型亚健康疲劳状态的临床研究 [D]．广州：广州中医药大学，2009.

[13] 张家宝．体育锻炼对大学生亚健康状态影响的研究 [D]．成都：四川师范大学，2019.

[14] 王华兰．浅谈脊柱亚健康病（状态）与康复养生 [C]// 全国推拿学术年会暨推拿手法调治亚健康临床应用及研究进展学习班．2011.

[15] 彭飞．亚健康与脊柱的关系 [J]．按摩与导引，2006, 22（10）:1.

[16] 王秀义，Wang Xiuyi，Wang Wenqiang，等．亚健康与脊柱相关性的研究．中华中医药学会；中和亚健康服务中心，2012.

[17] 杨扬，唐宏亮，庞军．推拿调治亚健康状态的作用探讨及方法概述 [J]．双足与保健，2008（1）:4.

[18] 耿鹏．微调平衡疗法对脊柱亚健康病治疗作用的研究 [J]．按摩与康复医

学, 2017, 8（9）:2.

[19] 王永泉 . 整脊推拿法改善亚健康状态的临床研究 [D]. 济南：山东中医药大学, 2008.

附录

一、马王堆《导引图》

《导引图》于 1974 年在湖南长沙马王堆三号汉墓出土，是现存最早的一卷保健运动的工笔彩色帛画，为西汉早期作品。《导引图》出土时残缺严重，经过拼复共有 44 幅小型全身导引图，从上到下分 4 层排列，上下 4 层绘有 44 个各种人物的导引图式，每层各绘 11 幅图。

《导引图》不仅年代早，而且内容非常丰富，它使古代文献中散失不全的多种导引与健身运动找到了最早的图形资料，对导引的发展、变化研究提供了可贵的线索。

二、健身气功马王堆导引术

健身气功马王堆导引术是国家体育总局健身气功管理中心组织编创的新功法之一，由上海体育学院承担研究任务，上海体育学院武术博士生导师邱丕相教授经过数年悉心研究，终于把它归纳成三大系列三十二个动作。新编功法依据湖南长沙马王堆汉墓出土的《导引图》，以循经导引、行意相随为主要特点，围绕肢体开合提落、旋转屈伸、抻筋拔骨进行动作设计，是一套古朴优美、内外兼修的功法，集修身、养性、娱乐、观赏于一体，动作优美，衔接流畅，简单易学，安全可靠，适合于不同人群习练，具有祛病强身、延年益寿的功效。它于 2020 年 7 月入选《健身气功推广功法目录》。

三、《易筋经》

《易筋经》是一部介绍强身健力导引法的专著，晚至清道光年间始有刻本。相传为中国禅宗始祖菩提达摩在嵩山少林寺留下的两本经书之一；也有学者认为《易筋经》

是明代天台紫凝道人假托达摩之名所作。

《易筋经》中所述功法易筋经包括内功和外功两种功法，各有十二势。内功运动量较大，动作难度亦较高，一般全套锻炼只适用于体力较好的青壮年或慢性病患者；外功因其主要运动指掌及上肢，可普遍地适用于各年龄层的健康人及慢性病患者。易筋经是一套完整的套路式锻炼功法，练习中也可以根据自身的健康状况和身体素质进行全套完整练习，或有选择性地进行单个动作的练习。

四、八段锦

八段锦是我国古老的导引术中流传最广，对导引术发展影响最大的一种功法。八段锦有坐八段锦、立八段锦之分，北八段锦与南八段锦，文八段锦与武八段锦，少林八段锦与太极八段锦之别，在我国深受大众的喜爱。

八段锦起源于北宋，至今已有800多年的历史，相传是由岳飞所创制，为传统医学中导引按跷中绚丽多彩之瑰宝。八段锦之名最早出现在北宋洪迈所著《夷坚志》中。八段锦的"锦"字是由"金""帛"组成，以表示其精美华贵；除此之外，"锦"字还可理解为单个导引术式的汇集，形容功法动作舒展优美，如锦缎般优美、柔顺，又因为功法共为八段，每段一个动作，每个动作或调一脏，或调一腑，故名"八段锦"。八段锦功法整套动作柔和连绵，滑利流畅，松紧适宜，动静相兼，配合呼吸调节，可令气机调和、骨正筋柔。

三才强身功取其拔伸、延展之意，外松筋骨，内调脏腑，充分调动一身气血，有效缓解机体疲劳状态。

五、六字诀

六字诀，即六字诀养生法，是我国古代流传下来的一种养生方法，为吐纳法。它的最大特点是：强化人体内部的组织机能，通过呼吸导引，充分诱发和调动脏腑的潜在能力来抵抗疾病的侵袭，防止随着人的年龄的增长而出现的过早衰老。

六字诀全套练习为每个字做六次呼吸，早晚各练三遍，日久必见功效。鉴于六字诀因历代流传，版本较多，2003年中国国家体育总局把重新编排后的六字诀等健身法作为健身气功的内容向全国推广。其发音标注

为：嘘（xū）、呵（hē）、呼（hū）、呬（xì）、吹
（chuī）、嘻（xī）。

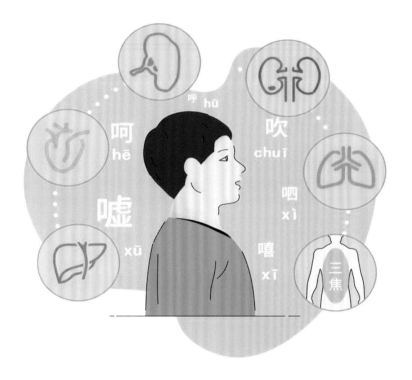

六、三才强身功管理日志

练习时间		完成情况		满意度	
		完成次数 （次）	坚持时间 （分）	自我满意度 （是/否）	家属满意度 （是/否）
第一周	月　日				
	月　日				
	月　日				
	月　日				
	月　日				
	月　日				
	月　日				
第二周	月　日				
	月　日				
	月　日				
	月　日				
	月　日				
	月　日				
	月　日				
第三周	月　日				
	月　日				
	月　日				
	月　日				
	月　日				
	月　日				
	月　日				

后记

　　三才强身功的创编工作经历了长达十余年的临床积累，创制过程又进行了大量的文献考证和专家研讨交流。其动作设计根源于传统经典功法招式和现代运动康复训练动作，去粗取精，融合创新，符合传统功法设计原理和现代生物力学研究理论，可以实现科学健身、安全强身、便捷高效的目的。

　　但由于作者水平和工作条件所限，本功法还需要进一步提升和改进，欢迎大家献计献策，批评指正，以便我们更好地完善和提高，让三才强身功更好地为广大人民群众的服务，助力"健康中国"和幸福生活。

编　者

2021 年 10 月 10 日